**Publicado por Adam Gilbin**

@ Horacio Cruz

Dieta Alcalina: Una Simple Forma De Adelgazarcómo Perder Peso Con La Dieta Alcalina

**Todos los derechos reservados**

ISBN 978-1-7782903-3-6

## TABLE OF CONTENTS

vegetales Asados ................................................................. 1

Estofado De Anacardo Con Patata Dulce Y Espinaca ....... 5

Insalata Di Carote Rinfrescante ......................................... 8

Insalata Ricca Di Vitamine Con Broccoli ........................... 9

Revuelto De Tofu Y Vegetales ......................................... 12

Papilla De Manzana ......................................................... 14

Sopa De Aguacate Y Menta ............................................. 16

Coliflor Asada .................................................................. 17

Sopa Con Cebolla Y Queso Suizo .................................... 18

Direcciones: ..................................................................... 19

Sopa De Calabazas ........................................................... 20

Chips De Col Rizada Picante Casera ................................ 22

Calabacín En Salsa Roja ................................................... 24

Batido De Pepino Y Melón .............................................. 26

Verduras Salteó ............................................................... 28

Potpie De Verduras ......................................................... 31

Crema Di Cocco E Chia .................................................... 35

Panna Montata Fatta In Casa ........................................... 37

Torta De Espinacas ......................................................... 38

Sopa De Tortellini Con Espinacas ................................... 40

Deliziosa Insalata Di Spinaci Con Mango ....................... 42

Insalata Aromatica Di Patate Dolci ................................ 44

Avena De Chocolate De La Noche A La Mañana ............ 47

Pan De Calabacín ............................................................ 49

Hummus De Aguacate Y Coliflor .................................... 51

Tomate Y Espinaca Frita ................................................. 53

Sopa De Berenjenas Y Zanahoria ................................... 55

Sopa De Pepino, Aguacate Y Calabacín ......................... 58

Flapjacks De Patata Dulce Con Especias ........................ 60

Tomates Fritos Y Berenjena ........................................... 62

Fecha Noche Al Horno De Ajo ........................................ 64

Ratatouille En Capas ...................................................... 66

Crema Fresca Di Banana E Anacardi .............................. 69

Latte Di Mandorla .......................................................... 71

Panecillos De Romero Y Calabaza .................................. 72

Patatas Fritas Con Calabazas ............................................. 74

Waffles De Vainilla .......................................................... 76

Panqueques De Banana ................................................... 78

Tofu Revuelto Al Curry ..................................................... 81

Ensalada De Pimientos Y Espárragos ............................... 83

Patatas Con Chilles .......................................................... 85

Llantén Cocido Con Coco Y Mango .................................. 87

No Bs Coles De Bruselas .................................................. 89

Pila De Verduras A La Parrilla .......................................... 91

Latte Di Anacardi Cremoso ............................................... 93

Latte Di Quinoa Fatto In Casa .......................................... 95

Cazuela De Calabaza Con Queso Cremoso ..................... 96

Calabaza De Verano Salteada En Ajo Y Mantequilla ....... 98

Insalata Di Carote E Zucchine Con Mirtilli ..................... 100

Insalata Di Carciofi Con Quinoa E Cetrioli .................... 103

Insalata Di Pomodori Con Meloni, Pompelmo E Coriandolo ...................................................................... 106

Hamburguesas De Frijoles ............................................. 109

- Sandía A La Parrilla ................................................ 112
- Rábanos Asados Con Ajo ...................................... 114
- Ensalada De Col Con Curry ..................................... 116
- Guisado De Patatas Dulces ..................................... 118
- Ensalada De Verduras Y Hongos Moo Shu ................... 120
- Ensalada De Col De Brócoli Y Calabacín ..................... 123
- Patatas Fritas De Calabacín .................................... 125
- Latte Allo Zenzero E Curcuma ................................. 127
- Delizia Ai Frutti Di Bosco ....................................... 128
- Sopa De Calabaza ................................................ 129
- Espárragos A La Parrilla ........................................ 131
- Rollitos De Calabaza Al Horno ................................. 132
- Deliziosa Insalata Di Cavolo Rosso ............................ 135
- Insalata Leggera Di Cetrioli .................................... 137
- Mango Salsa ...................................................... 139
- Gazpacho De Aguacate ......................................... 141
- Brócoli Asado .................................................... 143
- Brocoli A La Caserola ........................................... 145

Calabaza A La Plancha ................................................... 147

Deliziosa Zuppa Di Cavoletti Di Bruxelles Con Datteri E Anacardi ..................................................... 149

## Vegetales Asados

**Ingredientes:**

- 2 zanahorias, sin pelar, picadas
- 1 lata de tomates triturados
- 1/2 calabaza, cortada en dos, sin pelar, picada
- 1 hoja de laurel seca
- 1 taza de vino blanco seco, vegano seguro
- 6 tazas de agua
- 2 cucharaditas de sal
- 1 cucharadita de pimienta blanca
- 2 cucharadas de aceite de oliva
- 1 taza de setas cremini, en cuartos
- 12 ramitas de tomillo fresco, picado

- 12 ramitas de perejil picado

- 6 chalotes, sin pelar, en cuartos

**Direcciones:**

1. Precaliente el horno a 325 ° F. Cubra una bandeja para hornear con papel pergamino.
2. Coloque las zanahorias, los hongos y los chalotes en una bandeja para hornear preparada. Mezcle para combinar. Rocíe con 1 cucharada de aceite y 1 cucharadita de sal. Coloque la bandeja para hornear en el horno y ase los vegetales durante 20 a 25 minutos, o hasta que la calabaza esté tierna. Retire la bandeja de la bandeja para hornear y enfríe un poco para facilitar el manejo.
3. Coloque las verduras asadas y los Ingredientes: restantes en un horno holandés grande a fuego medio. Calentar ligeramente. Deje hervir el caldo, tapado. Baje el calor. Cocine a fuego lento durante 30 minutos. Apagar el calor. Deje enfriar completamente a temperatura ambiente para un manejo más fácil.

4. Deseche las verduras gastadas. Recaliente el caldo si lo consumes de inmediato. Si no, guarde el caldo en recipientes seguros para el congelador. Almacenar en congelación hasta que esté listo para usar.

## Estofado De Anacardo Con Patata Dulce Y Espinaca

**Ingredientes:**

**Para el guiso**

- 1/2 calabaza mediana, en cubos
- 1 lata de tomates cortados en cubitos
- 1 lata de canelones
- 1 cucharada de aceite de oliva
- 1½ cucharadita. sal marina
- 1 cucharadita Hojuelas de pimienta roja
- 1 cucharada de polvo de ajo
- 1½ cucharadita. pimienta negra blanca
- 1 camote, en cubos
- 3 Ajos, Dientes, Picados

- Taza de anacardos crudos, procesados en una pasta espesa con un procesador de alimentos
- 3 zanahorias, en cubos
- 6 tazas de caldo de verduras
- 2 tazas de espinacas baby
- 2 tallos de apio, picados
- 2 hojas secas de laurel
- 1 pimiento rojo, en cubos
- 1 cebolla picada

**Direcciones:**
1. Vierta el aceite en una cacerola grande.
2. Saltear el ajo, el apio y las cebollas durante 2 minutos.
3. Añadir los Ingredientes: restantes, así como los condimentos.

4. Llevar a hervir. Reduzca el fuego y deje cocer a fuego lento durante 25 a 30 minutos, o hasta que las batatas estén tiernas.
5. Apague el fuego y deje reposar por 10 minutos. Condimentar . Divide en 6 porciones iguales.
6. Sirva la sopa en un tazón. Servir.

## Insalata Di Carote Rinfrescante

**Ingredientes:**

- ½ cucchiaino di sale marino
- 3 cucchiai di olio d'oliva
- 1 cucchiaino di succo di limone
- 1 tazza di latte di cocco
- ½ testa di cavolo
- 3 carote
- 1 cipolla
- 1 mazzo di prezzemolo

**Direcciones:**
1. Pulire le carote e il cavolo e poi lavarli entrambi. Poi grattugiare finemente.

2. Sbucciare la cipolla e tagliarla a cubetti fini. Poi lavare il prezzemolo, lasciarlo asciugare e poi tritarlo in piccoli pezzi.
3. Poi mescolare tutti gli ingredienti in una ciotola e spalmare il latte di cocco e il succo di limone.
4. Condire l'insalata con sale e pepe a piacere. Ora lasciare riposare per circa 1 ora e poi gustate.

**Insalata Ricca Di Vitamine Con Broccoli**

**Ingredientes:**

- 1 cipolla

- 50 g di noci

- 6 cucchiai di aceto di sidro di mele

- 6 cucchiai di olio d'oliva

- 1 pizzico di sale alle erbe

- 200 g di broccoli

- 1 carota

- 1 Mela

- 1 pomodoro

- 1 insalata

**Direcciones:**
1. Per prima cosa lavare tutte le verdure e la lattuga.
2. Grattugiare finemente la carota e tritare i broccoli insieme al gambo.
3. Poi tagliare il pomodoro, la cipolla e la mela in piccoli cubetti.
4. Poi tritare le noci e tagliare la lattuga a pezzetti.
5. Poi mettere tutto in una ciotola grande e mescolare. Ora aggiungere l'aceto di sidro di

mele e l'olio e mescolare tutto di nuovo. Lasciare riposare per almeno 30 minuti e far raffreddare fino al momento di servire.

# Revuelto De Tofu Y Vegetales

**Ingredientes:**

- 1½ tazas de tofu firme, desmenuzado y picado
- Una pizca de pimienta de cayena
- Una pizca de cúrcuma molida
- Sal marina al gusto
- ½ cucharada de aceite de oliva
- 1 cebolla pequeña picada finamente
- 1 pimiento rojo pequeño, sin semillas y picado finamente
- 1 taza de tomates cherry picados finamente

**Direcciones:**

1. En una sartén, calienta el aceite a fuego medio y saltea la cebolla y el pimiento durante unos 4-5 minutos.
2. Agrega los tomates y cocina durante aproximadamente 1-2 minutos.
3. Agrega el tofu, la cúrcuma, la pimienta de cayena y la sal y cocina durante aproximadamente 6-8 minutos.
4. Sirve caliente.

## Papilla De Manzana

**Ingredientes:**

- 2 manzanas grandes, peladas, sin corazón y ralladas
- ½ cucharadita de extracto de vainilla orgánico
- Una pizca de canela molida
- ½ manzana pequeña, sin corazón y en rodajas
- 2 tazas de leche de almendras sin azúcar
- 3 cucharadas de nueces picadas
- 3 cucharadas de semillas de girasol

**Direcciones:**

1. En una sartén grande, mezcla la leche, las nueces, las semillas de girasol, la manzana rallada, la vainilla y la canela a fuego medio-

bajo y cocina durante aproximadamente 3-5 minutos.
2. Retira del fuego y transfiere la papilla a unos tazones.
3. Cubre con las rodajas de manzana restantes y sirve.

## Sopa De Aguacate Y Menta

**Ingredientes:**

- 2 hojas de lechuga romana
- 20 hojas de menta fresca
- 1 cucharada de jugo de limón fresco
- Una pizca de sal
- 1 aguacate, pelado, deshuesado y cortado en trozos
- 1 taza de leche de coco

**Direcciones:**
1. Agrega todos los Ingredientes: a la licuadora y enciéndelo.
2. Vierta la mezcla en tazones y póngala en la nevera durante al menos 10 minutos.
3. Revuelva nuevamente antes de servir.
4. ¡Disfrute de su comida!

## Coliflor Asada

**Ingredientes:**

- 2 cucharaditas de jugo de limón
- Media cucharadita de ajo en polvo
- Sal y pimienta según sea necesario
- 1 cabeza grande de coliflor, cortada en floretes
- 1 ralladura de limón
- 6 cucharadas de aceite de oliva

**Direcciones:**

1. Precalentar el horno a 220 ° C
2. Pon todos los Ingredientes: en un bol y mezcla bien.
3. Hornee en horno precalentado durante 15 minutos.

4. ¡Disfrute de su comida!

## Sopa Con Cebolla Y Queso Suizo

**Ingredientes:**

- ½ cucharadita de azúcar
- 8 tazas de caldo de res, con poca sal
- ½ cucharadita de sal
- ½ cucharadita de pimienta negra recién molida
- 2 cucharaditas de aceite de oliva
- 8 rebanadas de queso suizo, reducido en grasa, reducido en sodio
- 4 tazas de cebolla roja, en rodajas finas
- 4 tazas de cebolla dulce, en rodajas finas

- ¼ cucharadita de tomillo fresco, picado

- ¼ taza de vino blanco seco

**Direcciones:**

1. Precaliente el asador.
2. Mientras tanto, vierta el aceite de oliva en un horno holandés. Añadir las cebollas. Saltear hasta que estén tiernos. Sazone con azúcar, sal y pimienta.
3. Cocine por 20 minutos a fuego lento mientras revuelve con frecuencia.
4. Una vez que las cebollas tengan un color marrón dorado, vierta un vino blanco seco, caldo de res y tomillo. Dejar cocer a fuego lento durante 30 minutos.
5. Colocar en un molde para pan de jalea. Poner la sopa en cada tazón. Coloque una rodaja de queso encima.
6. Asar hasta que el queso comience a dorarse. Servir.

## Sopa De Calabazas

**Ingredientes:**

- 2 cucharadas de cebolletas frescas, rebanadas
- 2 ½ tazas de caldo de pollo, menos sal
- ¼ cucharadita de sal
- Pizca de pimienta
- 1 cucharada de aceite de oliva
- 4 tazas de calabazas, en cubos
- 4 chalotes, a la mitad
- ½ pulgada de jengibre fresco, pelado, cortado en rodajas finas

**Direcciones:**
1. Precaliente el horno a 375 grados.

2. Mientras tanto, junte la calabaza, los chalotes, el jengibre, la sal y el aceite de oliva en una sartén.
3. Mezcle bien para combinar. Hornear durante 50 minutos. Dejar enfriar unos minutos.
4. Coloque la mitad de la mezcla de calabaza y la mitad del caldo en una licuadora. Procesar hasta que quede suave.
5. Vierta la mezcla en la olla. Cocinar durante 5 minutos. Decorar con cebollino y pimiento. Servir.

## Chips De Col Rizada Picante Casera

**Ingredientes:**

- 2 cucharaditas de pimienta de cayena
- 2 cucharaditas de sal marina
- 1 cucharada de aceite de oliva
- 2 tazas de hojas de col rizada, lavadas, escurridas
- 1 cucharada de ajo en polvo

**Direcciones:**
1. Precaliente el horno a 350 ° F.
2. Cubra una hoja de hornear con papel pergamino.
3. Ponga el aceite de oliva, la col rizada, el ajo en polvo, la sal y la pimienta de cayena en un tazón. Mezcle hasta que todos los Ingredientes: se junten.

4. Coloque las verduras en la bandeja para hornear. Colóquelo en el horno y hornee por 15 minutos.
5. Deje enfriar los chips de col rizada durante 10 minutos. Servir.

## Calabacín En Salsa Roja

**Ingr edients:**

- ¼ taza de hojas frescas de albahaca, picadas
- ¼ taza de granos de maíz enteros congelados, descongelados
- 2 cucharadas de aceite de oliva
- ¼ cucharada de polvo de orégano
- Pizca de azúcar de palma
- 2 calabacines, cortados en cubitos
- 2 dientes de ajo, picados
- 1 lata d tomates helados, pelados
- Pizca de sal
- Pizca de pimienta blanca.

**Direcciones:**

1. Vierta el aceite en el horno holandés a fuego medio . Saltear la berenjena hasta que esté dorada por todos lados.
2. Agregue los Ingredientes: restantes; Deje que la salsa hierva hasta que el líquido se reduzca en un cuarto, o hasta que espese hasta obtener la consistencia deseada.
3. Gusto; ajustar el condimento, si es necesario. Apagar el calor Sirva sobre arroz hervido / al vapor, o fideos de vegetales con queso vegano, si lo desea.

## Batido De Pepino Y Melón

**Ingredientes:**

- 1 taza de hojas de col rizada, picadas
- 2 c ups de leche de almendras
- 1 cucharada de miel cruda
- 1 taza de cubitos de hielo
- 1½ tazas de melón, picado
- 1½ tazas de melón, picadas
- 1 pepino mediano, picado
- 4 hojas de menta, picadas

**Direcciones:**
1. Coloque el melón, el melón, el pepino, las manzanas, la col rizada y las hojas de menta en una licuadora y pulso.

2. Añadir la miel, los cubitos de hielo y la leche de almendras. Mezcla el batido hasta alcanzar la consistencia deseada .
3. Verter en vasos. Servir.

# Verduras Salteó

**Ingredientes:**

- 2 tazas de bok choy en rodajas
- 1 taza de brotes de frijol mung fresco
- y media taza de guisantes de nieve
- 1 diente de ajo picado
- y un cuarto de cucharadita de sal marina
- y media taza de aderezo cítrico asiático
- 2 cucharadas de aceite de sésamo
- 2 cucharadas de aceite de coco
- 1 pimiento rojo, sin corazón, sin semillas y juliana

- 1 pimiento amarillo, sin corazón, sin semillas y juliana
- y media taza de cebolla roja en rodajas finas
- 1 taza de calabaza amarilla en rodajas
- 1 taza de floretes pequeños de brócoli

**Direcciones:**

1. En un wok o sartén grande a fuego medio-alto, agregue el aceite de coco y caliente durante 1 a 2 minutos.
2. Mientras remueve constantemente, agregue el pimiento rojo, el pimiento amarillo y la cebolla.
3. Agregue la calabaza amarilla, el brócoli, el bok choy, los brotes de frijol y los guisantes de nieve. Saltee durante 2 minutos. Remover el ajo y la sal.
4. Agregue el apósito y revuelva para combinar.

5. Retirar del fuego y remover el aceite de sésamo.
6. Servir inmediatamente.

## Potpie De Verduras

**Ingredientes:**

- 1 hongo shiitake grande, o 4 a 5 champiñones blancos, picados

- Y floretes de brócoli picado de tres cuartos (opcional)

- Y una tercera taza de guisantes congelados

- 4 a 6 dientes de ajo, finamente picados

- 2 tazas de caldo de verduras

- 1 a 2 cucharaditas de sal marina

- Spray de cocina

- 1 batata grande, pelada y picada en trozos de media pulgada

- 1 zanahoria grande, pelada y finamente picada
- 1 tallo de apio, finamente picado
- 1 cebolla mediana, finamente picada
- 1 cucharadita de orégano seco
- 1 hoja de laurel
- pizca de escamas de pimiento rojo
- 1 corteza de pastel multiusos

**Direcciones:**
1. Precalentar el horno a 350 grados fahrenheit .
2. Rocíe una sartén mediana con spray de cocción.
3. Coloque la sartén a fuego medio y agregue la batata, la zanahoria, el apio, la cebolla, los champiñones, el brócoli, los guisantes y el ajo.

4. Saltear las verduras durante 5 minutos, o hasta que se ablanden ligeramente.
5. Agregue el caldo, la sal, el orégano, la hoja de laurel y las hojuelas de pimiento rojo.
6. Cocine a fuego lento la mezcla durante unos 5 minutos, o hasta que se espese y burbujee. Retirar del fuego y enfriar ligeramente.
7. Divida la mezcla vegetal uniformemente entre cuatro ramekins individuales.
8. Enrolle la masa del pastel a un espesor de un cuarto de pulgada.
9. Cortar la masa en círculos ligeramente más grandes que los ramekins.
10. Cubra cada ramekin con un disco de masa.
11. Presione los bordes hacia abajo para sellar.
12. Con un cuchillo afilado, corte una abertura en la parte superior para dejar escapar el vapor mientras se cocina.

13. Coloque los ramekins rellenos en una bandeja para hornear y en el horno precalentado. Hornear durante 15 minutos.
14. Retirar del horno y enfriar ligeramente.
15. Servir caliente.

## Crema Di Cocco E Chia

**Ingredientes:**

- Estratto di vaniglia, ½ cucchiaino
- Semi di chia, ¼ di tazza
- Semi di sesamo, 1 cucchiaino
- Semi di lino (macinati), 1 cucchiaio o farina di lino, 1 cucchiaio
- 1 dattero
- 1 tazza latte di cocco bio
- 1 tazza yogurt al cocco

**Guarnizioni:**

- 1 fico
- 1 manciata di mirtilli

- Noci miste (noci del Brasile, mandorle, pistacchi, macadamia, ecc.)
- Cannella macinata, un cucchiaino

**Direcciones:**
1. Per prima cosa, frullare il dattero con il latte di cocco (l'idea è di addolcire il latte di cocco).
2. Prendere una terrina e aggiungi il latte di cocco con la vaniglia, i semi di sesamo, i semi di chia e la farina di lino.
3. Mettere in frigo da venti a trenta minuti o aspettate che la chia diventi gelatinosa..
4. Per servire, versare uno strato di yogurt al cocco in un bicchierino, poi aggiungere il mix di chia, seguito da un altro strato di yogurt al cocco.
5. Gustare questa crema, cremosa e deliziosa.

## Panna Montata Fatta In Casa

**Ingredientes:**

- 1/4 di tazza di sciroppo d'agave
- 1 tazza di Aquafaba

**Direcciones:**

1. Aggiungere lo sciroppo d'agave e l'Aquafaba in una ciotola.
2. Mescolare ad alta velocità per circa 5 minuti con un mixer stand o da 10 a 15 minuti con un mixer a mano.

## Torta De Espinacas

**Ingredientes:**

- ¼ taza de harina
- ½ cucharadita de pimienta negra recién molida
- 1 taza de queso parmesano, rallado
- 2 tazas de leche
- 4 tazas de cebolla amarilla
- 1 cucharada de sal
- 2 tazas de espinacas congeladas, picadas
- ½ taza de queso, rallado
- 4 cucharadas. mantequilla sin sal
- ¼ cucharadita de nuez moscada rallada

- 1 taza de crema espesa

**Direcciones:**

1. Ponga el horno a 425 grados.
2. Coloque la mantequilla en una sartén y derrita a fuego medio. Agregue las cebollas y cocine por 15 minutos hasta que estén translúcidas.
3. Añadir la nuez moscada y la harina. Continuar cocinando durante 2 minutos. Añadir la leche y la crema. Revuelva hasta que el líquido sea espeso.
4. Vierta el agua de la espinaca en la salsa. Agregue ½ taza de queso parmesano. Revuelva para combinar bien.
5. Ajustar el condimento con sal y pimienta.
6. Transfiera las espinacas a una fuente para hornear. Cubra con la ½ taza restante de queso parmesano y queso. Hornear durante 20 minutos. Servir.

## Sopa De Tortellini Con Espinacas

**Ingredientes:**

- Paquete de 9 onzas de tortellini fresco
- 4-6 tazas de caldo de pollo
- Sal kosher
- Pimienta Negra Agrietada
- 1 cucharada de aceite de oliva
- 10 oz de espinaca fresca
- 1 diente de ajo, picado
- ½ taza de cebolla, picada
- ¼ taza de queso parmesano, rallado

**Direcciones:**

1. Calentar el aceite de oliva en una olla.
2. Cocer la cebolla y el ajo. Revuélvalo a menudo hasta que esté translúcido. Esto suele tardar unos 5-7 minutos.
3. Añadir los tomates y el caldo. Aumente el calor y luego hierva la mezcla.
4. Añadir los tortellini. Cocínelo según las instrucciones del envase.
5. Agregue la espinaca y ajuste el condimento con sal y pimienta.
6. Adorne con queso parmesano antes de servir.

## Deliziosa Insalata Di Spinaci Con Mango

**Ingredientes:**

- 25 g di aceto balsamico
- 100 g di carote
- 1 g di pepe
- 20 g di olio d'oliva
- 1 g di sale
- 10 g di sciroppo d'acero
- 150 g di mango
- 40 g di anacardi
- 150 g di spinaci

**Direcciones:**

1. Lavare gli spinaci e scolarli in un setaccio. Poi sbucciare il mango e tagliarlo a piccoli cubetti.

2. Sbucciare le carote e poi tagliarle a bastoncini sottili. Poi mescolare il tutto in una ciotola con gli spinaci.
3. Ora scaldare una padella senza grasso e tostare brevemente gli anacardi fino a quando non sono fragranti. Poi metterli da parte.
4. Preparare il condimento. Versare l'olio d'oliva, lo sciroppo, l'aceto, il sale e il pepe in un contenitore con un coperchio e agitare bene.
5. Ora versare il condimento sull'insalata e mescolare bene il tutto. Infine, disporre l'insalata sui piatti e guarnire con alcuni anacardi a piacere.

## Insalata Aromatica Di Patate Dolci

**Ingredientes:**

- ½ cucchiaino di cumino
- Un po' di sale
- Un po' di pepe
- 1 pizzico di pepe di Caienna
- 300 g di pepe rosso piccolo
- 20 g di zenzero
- 2 cucchiai di brodo vegetale
- 2 cucchiai di succo di lime
- 40 g di sesamo
- 2 pizzichi di fiocchi di peperoncino
- 100 g di soncino

- 600 g di melanzane

- 800 g di patate dolci

- 1 cipolla

- 1 spicchio d'aglio

- 4 cucchiai di olio di sesamo

- ½ cucchiaino di coriandolo macinato

**Direcciones:**

1. Per prima cosa pulire e lavare le melanzane e le patate dolci. Poi tagliare entrambi in piccoli cubetti.
2. Ora sbucciare l'aglio e la cipolla e tagliare la cipolla a strisce e tritate l'aglio.
3. Scaldare dell'olio in una padella e soffriggervi la cipolla e l'aglio. Poi aggiungere la melanzana e la patata dolce e friggerle per qualche minuto.

4. Ora aggiungere il coriandolo e il cumino. Soffriggere il tutto ancora un po'.
5. Quando le patate sono morbide, si può condire il tutto con sale, pepe di Cayenna e pepe. Poi lasciare raffreddare il tutto.
6. Nel frattempo, dividere i peperoni e tagliarli a cubetti.
7. Ora sbucciare e tritare finemente lo zenzero. Poi mettere lo zenzero in una ciotola con l'olio rimanente, il brodo, il succo di lime e i semi di sesamo. Poi condire il tutto con un po' di sale, pepe e un po' di peperoncino.
8. Lavare accuratamente la lattuga.
9. Infine, mescolare i peperoni, le melanzane e le patate dolci. Ora aggiungere il soncino e disporre l'insalata sui piatti. Infine, versare il condimento sopra.

## Avena De Chocolate De La Noche A La Mañana

**Ingredientes:**

- 8-10 gotas de stevia líquida
- ¼ taza de moras azules frescos
- 1 cucharada de mini chispas de chocolate negro sin azúcar
- 1 taza de leche de almendras sin azúcar
- 1 taza de avena arrollada
- 1 cucharada de cacao en polvo

**Direcciones:**

1. En un tazón grande, agrega todos los Ingredientes: excepto las moras azules y las chispas de chocolate y mezcla hasta que estén bien combinados.
2. Cubre el tazón y refrigera durante la noche.

3. Cubre con chispas de chocolate y moras azules y sirve.

## Pan De Calabacín

**Ingredientes:**

- 1½ tazas de plátano pelado y machacado
- ¼ taza de mantequilla de almendras ablandada
- 2 cucharaditas de extracto de vainilla orgánico
- 1 taza de calabacín rallado
- ½ taza de harina de almendras tamizada
- 1½ cucharaditas de bicarbonato de sodio
- ½ cucharadita de canela molida
- ¼ cucharadita de cardamomo molido

**Direcciones:**

1. Precalienta el horno a 350 ºF. Engrasa un molde para pan de 6x3 pulgadas.

2. En un tazón grande, mezcla la harina, el bicarbonato de sodio y las especias.
3. En otro tazón, agrega los Ingredientes: restantes excepto el calabacín y bate hasta que estén bien combinados.
4. Agrega la mezcla de harina y mezcla hasta que se combine.
5. Dobla el calabacín rallado.
6. Transfiere la masa a la bandeja de pan preparada.
7. Hornea durante unos 40-45 minutos o hasta que un palillo insertado en el centro salga limpio.
8. Retira del horno y coloca el molde para pan sobre una rejilla para enfriar durante al menos 10 minutos.
9. Con cuidado, invierte el pan en la rejilla para que se enfríe completamente antes de cortarlo.

10. Con un cuchillo afilado, corta el pan en 6 rebanadas del mismo tamaño y sirve.

### Hummus De Aguacate Y Coliflor

**Ingredientes:**

- 2 dientes de ajo pequeños

- Media cucharada de jugo de limón.

- Media cucharadita de cebolla en polvo

- Sal

- pimienta negra (opcional)

- 1 zanahoria

- 1 coliflor mediana (picada)

- 1 aguacate Hass grande (pelado, sin hueso y picado)

- 6 cucharadas de aceite de oliva virgen extra
- 1/4 taza de cilantro fresco (picado)

**Direcciones:**
1. Precalienta el horno a 220 ° C y cubre una sartén con papel de aluminio.
2. Coloque la coliflor picada en la bandeja para hornear y sazone con 2 cucharadas de aceite de oliva.
3. Hornea la coliflor picada en el horno durante 25 minutos.
4. Retirar la sartén del horno y dejar enfriar.
5. Cuando la coliflor comience a enfriarse, agregue todos los demás Ingredientes: a una licuadora y ¡golpéalo!
6. Transfiera la mezcla a un bol, tápalo y póngalo en el refrigerador por 45 minutos.
7. Saca la mezcla de la nevera y sazona con sal y pimienta.
8. ¡Disfrute de su comida!

## Tomate Y Espinaca Frita

**Ingredientes:**

- 4 tazas de espinaca
- 1 diente de ajo picado
- Media cucharadita de ralladura de limón
- Jugo de medio limón
- 4 cucharadas de aceite de oliva
- 6 champiñones en rodajas
- Media taza de tomates cherry cortados por la mitad
- Media cebolla en rodajas
- Sal
- Pimienta (opcional)

**Direcciones:**

1. En una sartén a fuego medio, calienta el aceite de oliva.
2. Agrega los champiñones y sofríe durante 4 minutos.
3. Coloque los champiñones en un plato y reserve.
4. En la misma sartén agrega la cebolla y sofríe por 2 minutos.
5. Agrega los tomates cherry, el ajo, la ralladura de limón, la sal y la pimienta a la cebolla frita y continúa cocinando por otros 5 minutos.
6. En este punto, agregue los champiñones (previamente salteados) y las espinacas a la sartén, mezcle bien y cocine hasta el tiempo de cocción deseado.
7. Sazone con jugo de limón
8. ¡Disfrute de su comida!

## Sopa De Berenjenas Y Zanahoria

**Ingredientes:**

- 1 cucharadita de cilantro molido
- 1 cucharadita de paprika
- ½ cucharadita de comino molido
- Jugo de ½ limón
- Jugo de ½ naranja
- 2 pintas de papel de cualquier tipo.
- 3 zanahorias, picadas
- 1 cucharada de puré de tomate
- 2 berenjenas, peladas y picadas.
- 2 cebollas, picadas
- 2 tallos de apio, en rodajas finas

- 2 dientes de ajo, picados
- 3 tomates, picados
- Pizca de chiles secos
- Dos latas de tomates, picados
- Pizca de sal
- Pizca de pimienta

**Direcciones:**

1. En una cacerola de fondo grueso, combine las berenjenas, la cebolla, el apio, el ajo, los tomates, los chiles, el cilantro, el pimentón, el comino, los jugos y el caldo.
2. Tapar y dejar cocer a fuego lento durante 5 minutos.
3. Agregue las zanahorias y vierta más caldo. Cocinar durante 2 minutos.
4. Agregue el puré y los tomates enlatados. Condimentar con sal y pimienta.

5. Dejar cocer a fuego lento hasta que todas las verduras estén tiernas.
6. Haga un puré con la sopa en una licuadora y devuélvala a la cacerola. Cocinar a fuego lento y servir.

## Sopa De Pepino, Aguacate Y Calabacín

**Ingredientes:**

- 1 aguacate maduro.
- 1 pepino, picado
- 1 calabacín, picado
- Jugo de ½ limón
- Pizca de sal
- 2 puñado de hojas de espinaca
- 2 tazas de caldo de hongos
- ¼ de taza de cebolletas frescas, picadas
- Pizca de pimienta

**Direcciones:**
1. Vierta las espinacas, caldo de champiñones, cebolleta, aguacate, pepino, calabacín, jugo

de limón, sal y pimienta en la licuadora. Procesar hasta que quede suave.

2. Vierta la porción recomendada en tazones y servir de inmediato.

## Flapjacks De Patata Dulce Con Especias

**Ingredientes:**

- 1 cucharadita de canela en polvo
- 1 cucharadita de nuez moscada
- 2 cucharadas de aceite de oliva
- 2 camotes, asados, piel pelada.
- 1 cucharada de miel cruda
- 6 huevos, batidos

**Direcciones:**

1. Coloque las batatas asadas en un tazón y use un triturador de papas para hacer puré la carne.
2. Mezclar los huevos y la miel. Sazona la masa con nuez moscada y canela en polvo y luego mezcla bien.

3. Calentar el aceite en una sartén sobre fuego a fuego alto.
4. Vierta 2 cucharadas de la mezcla en la sartén y deje que se cocine durante 5 minutos.
5. Dale la vuelta y luego cocina el otro lado durante otros 5 minutos.
6. Coloque los flapjacks cocidos en un plato. Servir.

## Tomates Fritos Y Berenjena

**Ingredientes:**

- 2 cucharaditas. queso feta
- 2 bolas de mozzarella vegana, arrancada
- Aceite de oliva, para freír.
- 1 tomate firme, cortado en discos gruesos
- 2 berenjenas, cortadas en discos
- 2 hojas frescas de albahaca, picadas
- Pizca de sal
- Pizca de pimienta negra.

**Direcciones:**

1. Rocíe el aceite de oliva en una sartén antiadherente. Freír las rebanadas de berenjena durante 5 minutos o hasta que se

doren . Dr. Ain en toallas de papel. Dejar de lado.

2. Freír los tomates 5 m inutos en tandas hasta que estén chamuscados.
3. Para servir, coloque la berenjena cocida, la mozzarella vegana, las hojas de albahaca, el tomate cocido, el queso feta y luego cubra con otra berenjena. Servir.

## Fecha Noche Al Horno De Ajo

**Ingredientes:**

- 1 cucharadita de sal marina
- Y un cuarto de cucharadita de mostaza en polvo
- 1 taza de caldo de verduras
- 2 cucharadas de aceite de coco
- 1 libra de brócoli, cortado en trozos del tamaño de un bocado
- 4 zanahorias peladas y en rodajas
- 3 cabezas de ajo, clavos de olor pelados y picados, o 3 cucharadas picadas
- 2 cucharaditas de ralladura de limón

**Direcciones:**

1. Precalentar el horno a 400 grados fahrenheit.
2. En un tazón mediano, mezcle el brócoli, las zanahorias, el ajo, la ralladura de limón, la sal, el polvo de mostaza, el caldo y el aceite de coco.
3. Esparza uniformemente la mezcla en una bandeja para hornear.
4. Cubierta con papel de aluminio y colocar en el horno precalentado. Hornear durante 30 minutos, revolviendo una vez.
5. Servir inmediatamente.

## Ratatouille En Capas

**Ingredientes:**

- Y tres cuartos de taza de agua
- Y media cucharadita de sal marina
- 1 berenjena pequeña, en rodajas finas
- 1 calabacín, cortado en rodajas finas
- 1 calabaza amarilla, cortada en rodajas finas
- 1 pimiento rojo, cortado en rodajas finas
- 1 pimiento amarillo, cortado en rodajas finas
- Spray de cocina
- Y media cebolla, picada
- 2 dientes de ajo picados
- 1 pasta de tomate (6 onzas)

- 4 cucharadas de aceite de coco, dividido
- 2 tomates grandes, cortados en rodajas finas
- 1 cucharadita de hojas frescas de tomillo

**Direcciones:**
1. precalentar el horno a 375 grados fahrenheit.
2. rocíe una sartén pequeña con spray de cocina. Poner la sartén a fuego medio, añadir la cebolla y el ajo, y saltear durante 5 minutos, o hasta que estén suaves. retirar del fuego y reservar.
3. En un tazón pequeño, combine la pasta de tomate, la mezcla de cebolla, 1 cucharada de aceite de coco y el agua. sazonar con la sal. esparcir esta mezcla a lo largo de la parte inferior de un plato para hornear.
4. En un tazón grande, agregue la berenjena, el calabacín, la calabaza amarilla, el pimiento rojo, el pimiento amarillo, los tomates, los

tomates y 1 cucharada de aceite de coco. para cubrir uniformemente todas las verduras.

5. Siguiendo el borde interior del plato de hornear y trabajando hacia adentro, cubra la mezcla de tomate con las verduras, en capas y alternando por tipos (por ejemplo, 1 rebanada de berenjena, luego 1 rodaja de calabacín, 1 rodaja de calabaza, 1 rodaja de pimiento rojo, 1 rodaja de pimienta amarilla y, finalmente, 1 rodaja de tomate). repetir las capas espirales hasta que se utilicen todas las verduras.

6. sazonar con el tomillo y terminar rociando las 2 cucharadas restantes de aceite de coco sobre las verduras. cubierta con papel de aluminio, o papel pergamino, y colocar en el horno precalentado.

7. hornee durante unos 30 minutos, o hasta que las verduras estén tiernas y completamente asadas.

## Crema Fresca Di Banana E Anacardi

**Ingredientes:**

- 1 cucchiaio di polvere di carruba non zuccherata, cannella macinata o cacao non zuccherato in polvere
- ½ cucchiaino di estratto di vaniglia
- 1 pizzico di sale marino integrale
- 4 banane medie mature, affettate e congelate
- 1 tazza di anacardi, messi a bagno in 2 tazze d'acqua per una notte, poi scolati
- ½ tazza di acqua

**Direcciones:**
1. In un frullatore ad alta velocità, mescolare le banane congelate, gli anacardi, l'acqua, la polvere di carruba, la vaniglia e il sale.

2. Frullare fino ad ottenere un composto liscio e cremoso, quindi servire immediatamente.

## Latte Di Mandorla

**Ingredientes:**

- 1 cucchiaio di semi di girasole
- 2 datteri, senza noccioli
- 200 gr di mandorle tritate
- 1/5 litro di acqua filtrata

**Direcciones:**
1. Mettere a bagno le mandorle per qualche minuto.
2. Aggiungere tutti gli ingredienti in un frullatore e frullare per 2 minuti.
3. Versare il latte in un contenitore attraverso un panno filtrante. Servire o conservare in frigorifero per un massimo di 3 giorni.
4. Si può usare la polpa di mandorla avanzata, nei dolci o negli impasti.

## Panecillos De Romero Y Calabaza

**Ingredientes:**

- 2 dientes de ajo, picados
- 2 ramitas de romero fresco, picado
- 1 calabaza
- Pizca de sal
- 2 cucharadas de aceite de oliva
- Pimienta negro

**Direcciones:**
1. Ponga el horno a 400 grados F.
2. Combine el romero, la sal, la pimienta negra, los cubos de butternut, el aceite de oliva y el ajo. Revuelva la mezcla hasta que se mezclen. Extienda la mezcla en el plato.

3. Hornéalo en el horno hasta que esté dorado. Esto debería llevar unos 45 minutos.

## Patatas Fritas Con Calabazas

**Ingredientes:**

- ½ calabaza
- Pizca de sal
- Spray para cocinar

**Direcciones:**

1. Precaliente el horno a 425 grados F. Pele y quite las semillas de la calabaza. Córtalo por la mitad.
2. Cortarlo en forma de papas fritas. Cubra una bandeja para hornear con papel pergamino y cúbralo con aceite en aerosol.
3. Espolvoréalo con un poco de sal.
4. Coloque las papas fritas en la bandeja para hornear.
5. Hornear durante 40 minutos volteando una vez.

6. Cocinar hasta que estén doradas. Servir.

## Waffles De Vainilla

**Ingredientes:**

- ¼ taza de leche de almendras sin azúcar
- 1 cucharada de jarabe de agave
- 1/8 cucharadita de extracto orgánico de vainilla
- 4-6 fresas frescas, sin cáscara y en rodajas
- ¼ taza de harina de coco
- 1 cucharadita de polvo de hornear
- 6 claras de huevo orgánicas

**Direcciones:**

1. Precalienta la plancha de waffles y engrásala ligeramente.
2. En un tazón grande, agrega la harina y el polvo de hornear y mezcla bien.

3. Agrega los Ingredientes: restantes excepto las fresas y mezcla hasta que estén bien combinados.
4. Coloca la mitad de la mezcla sobre la plancha de waffles precalentada.
5. Cocina durante aproximadamente 3-5 minutos o hasta que los waffles se doren.
6. Repite con la mezcla restante.
7. Sirve caliente con las rodajas de fresa.

## Panqueques De Banana

**Ingredientes:**

- 1/8 cucharadita de canela molida
- ¼ taza de leche de almendras sin azúcar
- 2 claras de huevo orgánicas
- 2 cucharaditas de mantequilla de almendras
- ½ plátano pelado y bien machacado
- 1/8 cucharadita de extracto orgánico de vainilla
- 1 cucharadita de aceite de oliva
- ½ banana, pelada y en rodajas
- ¼ taza de avena arrollada
- ¼ taza de harina de arrurruz

- ½ cucharadita de polvo de hornear orgánico
- ¼ cucharadita de bicarbonato de sodio orgánico

**Direcciones:**
1. En un tazón grande, agrega la harina, la avena, el bicarbonato de sodio, el polvo de hornear y la canela y mezcla bien.
2. En otro tazón, agrega la leche de almendras, las claras de huevo, la mantequilla de almendras, el puré de plátano y la vainilla y bate hasta que estén bien combinados.
3. Agrega la mezcla de harina y mezcla hasta que esté bien combinado.
4. En una sartén grande, calienta el aceite a fuego medio-bajo.
5. Agrega la mitad de la mezcla y cocina durante aproximadamente 1-2 minutos.
6. Voltea al otro lado y cocina por 1-2 minutos más.

7. Repite con la mezcla restante. Sirve cubierto con rodajas de plátano.

# Tofu Revuelto Al Curry

**Ingredientes:**

**Para SALSA**

- 1/4 cucharadita de cilantro
- 1/2 cucharadita de comino
- 5 cucharaditas de ajo en polvo
- 5 cucharaditas de curry en polvo
- 1 cucharadita de sal
- 1 cucharadita de garam masala
- 1/4 cucharaditas de cúrcuma
- 1/4 cucharadita de pimentón

**Para tofu revuelto**

- 150 g de champiñones en rodajas

- Pimiento rojo cortado en cubos y limpio
- 1 cebolla grande picada
- 1 cucharada de caldo de verduras
- Tres tazas de espinaca picada
- 1 bloque de tofu 250g

**Direcciones:**

1. En una sartén, sofreír la cebolla y las espinacas en el caldo de verduras durante cinco minutos, luego agregar los pimientos y los champiñones y cocinar por otros 10 minutos.
2. Agregue el tofu partiéndolo en trozos pequeños y cocine por otros 5 minutos.
3. Vierta todos los Ingredientes: de la salsa en un bol y mezcle bien.
4. Vierta la salsa sobre el tofu revuelto y cocine por otros 5 minutos.
5. ¡Disfrute de su comida!

## Ensalada De Pimientos Y Espárragos

**Ingredientes:**

- 3 cucharadas de vinagre de sidra de manzana
- 1 cucharada de mostaza de Dijon
- 1 cucharadita de sal del Himalaya
- 1 ralladura de limón
- 2 cucharadas de alcaparras finamente picadas
- 1 cucharada de romero
- 400 g de espárragos frescos cortados en trozos
- 5 pimientos cortados en rodajas finas
- 1 cebolla morada en rodajas

- 1/2 taza de aceite de oliva virgen extra

- 1/2 taza de nueces

**Direcciones:**

1. Combine todas las verduras en una sartén (solo verduras) y reserve.
2. Batir el resto de los Ingredientes: en un bol hasta que quede suave.
3. Vierta la crema obtenida sobre las verduras y mezcle bien.
4. Hornee por 15 minutos en un horno precalentado a 220 ° C
5. ¡Disfrute de su comida!

## Patatas Con Chilles

**Ingredientes:**

- 2 cucharadas de azúcar morena
- ½ cucharadita de sal
- 2 cucharadas de aceite de oliva
- 4 camotes, en cubos
- 1 cucharadita de chile en polvo
- ¼ cucharadita de pimienta de cayena

**Direcciones:**
1. Precaliente el horno a 400 grados F.
2. Poner las patatas y el aceite de oliva en una bolsa con cierre. Agregue el azúcar moreno, la pimienta de cayena y el chile en polvo. Mezcle bien y asegúrese de cubrir todo.
3. Transfiera a la fuente para hornear.

4. Colocar dentro del horno y hornear 45 minutos sin tapar. Revuelva cada 15 minutos hasta que esté hecho.
5. Deje que se enfríe un poco antes de servir.

## Llantén Cocido Con Coco Y Mango

**Ingredientes:**

- 1 cucharadita coco deshidratado
- ¼ cucharadita de azúcar de palma
- Agua (para ser utilizada para hervir).
- 1 mango maduro, cortado en cubitos
- 2 plátanos grandes, sin pelar

**Direcciones:**
1. Llene una cacerola pequeña con agua. Colocar los plátanos.
2. Llevar a ebullición con la tapa puesta. Cocinar el plátano durante 10 minutos.
3. Escurrir el agua. Deje que el plátano se enfríe un poco antes de pelar.
4. Rebane el plátano cocido en discos pequeños. Colocar en el plato.

5. Adorne con arándanos y cubos de mango.
6. En un tazón pequeño, combine el azúcar y el coco. Espolvorear en la parte superior. Servir.

## No Bs Coles De Bruselas

**Ingredientes:**

**Para la salsa**

- 1 stevia de paquetes

- Para las coles de bruselas

- Y tres cuartos de libra de coles de bruselas, extremos retirados, recortados, y reducido a la mitad

- 1 cucharada de aceite de coco

- Y media cucharadita de sal marina

- Y media taza de leche de coco ligera sin endulzar

- 1 cucharadita de jugo de lima recién exprimido

- 1 cucharaditas de jengibre molido

- Y media cucharadita de salsa de chile y ajo

**Direcciones:**

**Para hacer las coles de Bruselas:**

1. Precalentar el asador.
2. En un tazón mediano, agregue las coles de bruselas, el aceite de coco y la sal marina. Para combinar.
3. Transfiera a una sartén de hierro fundido medio o a una sartén a prueba de horno. Saltee a fuego medio durante 5 minutos.
4. Coloque la sartén debajo del asador y asar durante 3 minutos, o hasta que las hojas estén ligeramente doradas.
5. Transfiera las coles de bruselas a un tazón mediano. Añadir la salsa y reveste para cubrir. Servir de inmediato.

## Pila De Verduras A La Parrilla

**Ingredientes:**

- 1 pimiento rojo, sin semillas y en rodajas a lo largo
- 1 cebolla roja, pelada y en rodajas
- y media taza de hummus sano, dividido
- 1 cucharadita de sal marina, dividida
- 2 champiñones portobello, tallos y branquias eliminados
- y media berenjena, cortada en rodajas de un cuarto de pulgada de espesor
- 1 pimiento amarillo, sin semillas y en rodajas a lo largo

**Direcciones:**

1. Precalentar la parrilla o un asador.
2. Sobre carbón mediano o una llama de gas (o debajo de un asador, si se usa), asar las tapas de setas, berenjenas, pimientos amarillos, pimientos rojos y cebolla durante 20 minutos, girando ocasionalmente.
3. Llene una tapa de champiñones con un cuarto de taza de hummus. La parte superior con la mitad de la berenjena, la mitad de los pimientos amarillos, la mitad de los pimientos rojos, y la mitad de las rodajas de cebolla. Espolvorea media cucharadita de sal en la parte superior. Reservar.
4. Repita con la segunda tapa de setas y los ingredientes: restantes.
5. Servir caliente.

## Latte Di Anacardi Cremoso

**Ingredientes:**

- 4 tazze di acqua
- ¼ di tazza di anacardi crudi, messi a bagno per una notte

**Direcciones:**

1. In un frullatore, frullare l'acqua e gli anacardi ad alta velocità per 2 minuti.
2. Versare il latte in un contenitore attraverso un panno filtrante, poi conservare in frigorifero per un massimo di 5 giorni.
3. Per variare: questa ricetta produce latte di anacardi non zuccherato che può essere usato in piatti salati e dolci.
4. Per una versione più cremosa, dimezzare la quantità di acqua.

5. Per una versione più dolce, aggiungere da 1 a 2 cucchiai di sciroppo di datteri e 1 cucchiaino di estratto di vaniglia prima di frullare.

## Latte Di Quinoa Fatto In Casa

**Ingredientes:**

- 4 tazze di acqua

- 1 tazza di fiocchi di quinoa

**Direcciones:**

1. Mettere la quinoa in una ciotola media e coprirla con acqua fredda.
2. Lasciare in ammollo per 15 minuti, poi scolare e sciacquare la quinoa.
3. Versare l'acqua fredda e la quinoa ammollata in un frullatore.
4. Frullare per 60-90 secondi, o solo fino a quando la miscela è cremosa. (Frullare più a lungo potrebbe cambiare la consistenza della quinoa, con il risultato di un latte gommoso).
5. Filtrare attraverso un sacchetto di latte di noci o un colino, poi conservare in frigorifero per un massimo di 5 giorni.

## Cazuela De Calabaza Con Queso Cremoso

**Ingredientes:**

- ½ taza de crema agria
- 1 cucharada de aceite de oliva
- 1 cucharada de mantequilla
- 6 calabacines amarillos, cortados en rodajas finas
- ½ taza de queso parmesano, rallado
- 1 cebolla, cortada en rodajas finas
- 1 taza de queso cheddar rallado
- Galletas de 1 manga, trituradas
- Pizca de sal
- Pizca de pimienta negra molida

**Direcciones:**

1. Precaliente el horno a 350 grados. Cubra un plato de 2 cuartos con aceite en aerosol.
2. Coloque una cacerola grande a fuego medio. Vierta el aceite de oliva.
3. Cocer la calabaza y la cebolla. Añadir la mantequilla y saltear hasta que esté suave.
4. Transferir a un bol. Mezclar el queso cheddar, la crema agria y el queso parmesano. Sazónelo con sal y pimienta.
5. Espolvorear la parte superior con migas. Hornee por 20 minutos o hasta que la parte superior esté dorada y burbujeante.

## Calabaza De Verano Salteada En Ajo Y Mantequilla

**Ingredientes:**

- 1 cucharada de queso parmesano
- 1 tomate, cortado en trozos
- 2 calabazas amarillas, rebanadas gruesas
- ¼ cucharadita de sal de ajo
- 3 cucharadas de mantequilla
- 1 cebolla rebanada

**Direcciones:**

1. Cocine la cebolla y la calabaza en una sartén con mantequilla hasta que esté ligeramente dorada.
2. Agregue el queso parmesano, el ajo y la sal.

3. Cubra y cocine por otros 5 minutos hasta que esté tierna.
4. Siempre puede ajustar la cantidad de Ingredientes: según sus preferencias personales.

## Insalata Di Carote E Zucchine Con Mirtilli

**Ingredientes:**

- 7 g di senape
- 1 cucchiaio di sciroppo di mela
- 2 cucchiai di olio d'oliva
- 3 cucchiai di brodo vegetale
- Un po' di sale e pepe
- 500 g di carote fresche colorate
- 300 g di zucchine piccole
- 300 g di cetriolo piccolo
- 200 g di mirtilli
- 20 g di prezzemolo
- 20 g di basilico

- 1 piccolo spicchio d'aglio

- 75 g di capperi

- 2 cucchiai di succo di limone

- 1 cucchiaio di aceto di vino bianco

**Direcciones:**
1. Per prima cosa preparare il condimento. Lavare e spuntare il prezzemolo e il basilico. Conservare alcune foglie e tritare finemente il resto.
2. Ora sbucciare e tritare l'aglio. Poi mettere le erbe, l'aglio, 1 cucchiaio di capperi, il succo di limone, l'aceto, la senape, lo sciroppo di mele, l'olio e il brodo in un frullatore. Frullare tutto finemente e condire con sale e pepe.
3. Ora veniamo all'insalata. Per realizzarla basta lavare le carote arancioni e tagliarle a strisce sottili con un pelapatate. Tagliare le carote colorate in quarti.

4. Lavare le zucchine e i cetrioli e tagliarli a strisce sottili nello stesso modo. Poi lavare bene i mirtilli e lasciarli asciugare.
5. Distribuire le strisce di cetriolo e di carota su un piatto e arrotolare le fette di zucchina a piacere.
6. Ora mescolare il tutto con i mirtilli, i capperi e le erbe e disporre sui piatti. Infine, versare il condimento sull'insalata ed è pronto.

## Insalata Di Carciofi Con Quinoa E Cetrioli

**Ingredientes:**

- 1 barattolo piccolo di cuori di carciofo
- 1 spicchio d'aglio
- 100 g di quinoa
- 200 ml di brodo vegetale
- 1 pizzico di harissa
- 2 cucchiai di succo di lime
- 1 cetriolo
- Il succo di 1 limone
- Un po' di sale
- Un po' di pepe
- 6 cucchiai di olio d'oliva

- 6 ciuffi di menta fresca

- Insalata riccia

- Menta per la guarnizione

- Lollo Rosso

**Direcciones:**

1. Per prima cosa mescolare il succo di limone con il sale, il pepe e l'olio d'oliva in una piccola ciotola.
2. Lavare e tritare finemente la menta. Poi scolare i carciofi in un setaccio e tagliarli in quarti.
3. Ora mescolare i carciofi e la menta e aggiungere l'aglio dopo averlo sbucciato. Lasciare tutto in infusione per qualche minuto.
4. Portare il brodo a ebollizione e aggiungere la quinoa. Lasciare che si gonfi per circa 15

minuti. Poi condire con sale, harissa, pepe e succo di lime.
5. Poi lasciare raffreddare il tutto.
6. Ora lavare il cetriolo e tagliarlo a metà nel senso della lunghezza.
7. Ora eliminare la parte centrale e tagliarlo in piccoli pezzi. Lavare bene la lattuga e tagliarla in piccoli pezzi.
8. Mescolare tutti gli ingredienti e guarnire l'insalata con la menta fresca.

## Insalata Di Pomodori Con Meloni, Pompelmo E Coriandolo

**Ingredientes:**

- 2 pompelmi
- 3 pomodori
- 300 g di polpa di melone
- cipolla rossa
- 4 gambi di coriandolo fresco
- 2 limoni biologici
- 1 baccello di vaniglia
- 1 cucchiaio di miele
- 4 cucchiai di olio d'oliva
- Un po' di sale e un po' di pepe

**Direcciones:**

1. Per prima cosa lavare i limoni con acqua calda e poi tagliare la buccia.
2. Poi tagliare la buccia in strisce sottili. In seguito spremere i limoni.
3. Ora mettere il succo e la scorza di limone insieme alla vaniglia e al miele in una casseruola e portare a ebollizione.
4. Poi lasciare sobbollire il tutto per circa 4 minuti.
5. Ora aggiungere l'olio e condire la miscela con sale e pepe.
6. Ora sbucciare i pompelmi e eliminare anche la buccia bianca. Dividere la polpa del frutto.
7. Ora sciacquare i pomodori e tagliarli a fette sottili. Poi tagliare il melone in piccoli pezzi.
8. Ora sbucciare la cipolla e tagliarla a strisce sottili. Poi lavare il coriandolo e togliere le foglie.

9. Ora mettere il melone, il pompelmo, i pomodori, la cipolla e il coriandolo in una ciotola. Mescolare tutto con il condimento e disporre su quattro piatti.

## Hamburguesas De Frijoles

**Ingredientes:**

- 4 cebolletas picadas

- 5 dientes de ajo picados

- 2¼ tazas de frijoles negros enlatados, enjuagados y escurridos

- 2½ tazas de batata, pelada y rallada

- ½ cucharadita de hojuelas de pimiento rojo trituradas

- ½ taza de nueces

- 1 zanahoria pelada y picada

- 1 tallo de celery picado

- ¼ cucharadita de pimienta de cayena

- Sal marina y pimienta negra recién molida al gusto

**Direcciones:**
1. Precalienta el horno a 400 ºF. Forra una bandeja para hornear con papel para hornear.
2. En un procesador de alimentos, agrega las nueces y licúa hasta que estén finamente molidas.
3. Agrega la zanahoria, el celery, la cebolleta y el ajo y licúa hasta que estén finamente picados.
4. Transfiere la mezcla de vegetales a un tazón grande.
5. En el mismo procesador de alimentos, agrega los frijoles y licúa hasta que estén picados.
6. Agrega 1½ tazas de batata y licúa hasta que se forme una mezcla gruesa.
7. Transfiere la mezcla de frijoles al tazón con la mezcla de vegetales.
8. Agrega las batatas y especias restantes y mezcla hasta que estén bien combinadas.

9. Haz 8 empanadas del mismo tamaño con la mezcla.
10. Organiza las empanadas en la bandeja para hornear preparada en una sola capa.
11. Hornea por unos 25 minutos.
12. Sirve caliente.

## Sandía A La Parrilla

**Ingredientes:**

- 2 cucharadas de jugo de lima fresco
- Una pizca de pimienta de cayena
- Una pizca de sal marina
- 1 sandía, pelada y cortada en trozos gruesos de 1 pulgada
- 1 diente de ajo finamente picado

**Direcciones:**
1. Precalienta la parrilla a fuego alto. Engrasa la rejilla de la parrilla.
2. Asa los trozos de sandía durante unos 2 minutos por ambos lados.
3. Mientras tanto, en un tazón pequeño mezcla los Ingredientes: restantes.

4. Rocía las rodajas de sandía con la mezcla de limón y sirve.

## Rábanos Asados Con Ajo

**Ingredientes:**

- 1/2 cucharadita de cebolla picada
- 1/4 cucharadita de orégano
- Sal y pimienta según sea necesario
- 1 cucharadita de romero fresco
- 20 rábanos en rodajas
- 1/2 taza de caldo de verduras
- 3 dientes de ajo picados

**Direcciones:**
1. Calentar el horno a 200 ° C
2. En un bol, mezcla el caldo de verduras con el ajo, la cebolla picada, la sal, el orégano, la pimienta negra y el romero.

3. Extienda los rábanos en una fuente para horno y agregue el aderezo (obtenido en el paso 2) encima.
4. Hornee por 35 minutos hasta que esté bien cocido.
5. Adorne con romero fresco.
6. ¡Disfrute de su comida!

## Ensalada De Col Con Curry

**Ingredientes:**

- 1 manojo de repollo picado y al vapor
- 1/2 taza de coco fresco, cortado en cubitos
- 1/4 taza de cilantro picado
- 2 cucharadas de menta picada
- 2 cucharadas de aceite de oliva virgen extra
- 1/4 cucharadita de sal marina
- 1 hinojo en rodajas
- 1 cebolla morada en rodajas
- 2 tazas de papas, peladas y cortadas en cubitos
- 1 cucharada de aceite de aguacate

- 1 cucharada de curry en polvo
- 1 limón exprimido

**Direcciones:**

1. En un tazón grande, mezcle el hinojo, la cebolla, la papa, el aceite de aguacate, el curry en polvo y la mitad del jugo de limón. sazonar con sal.
2. Colocar todo en una bandeja de horno y hornear a 200 ° C durante 40 minutos, cuando esté cocido dejar enfriar unos 30 minutos.
3. En un recipiente aparte, combine el repollo, el coco, el cilantro y la menta, mezcle y luego reserve.
4. Prepara una vinagreta simple con la otra mitad del jugo de limón, aceite y sal.
5. Ahora combine el contenido de la sartén con el contenido del bol.
6. Aliñar la ensalada con la vinagreta y servir.
7. ¡Disfrute de su comida!

## Guisado De Patatas Dulces

**Ingredientes:**

- ¼ taza de crema
- 1 ½ cucharadita de extracto de vainilla
- ½ taza de azúcar
- 3 tazas de Patatas, en puré
- 3 cucharadas de mantequilla derretida
- 2 huevos, ligeramente batidos

**Para las coberturas**

- ½ taza de nueces, picadas
- ½ taza de azúcar morena
- ½ cucharadita de sal
- 1/3 taza de harina

- ½ taza de nueces, picadas

**Direcciones:**

1. Precaliente el horno a 350 grados F.
2. Combine las patatas, la mantequilla, los huevos, la crema, el extracto de vainilla y el azúcar en un tazón. Mezclar bien.
3. Vierta la mezcla en una cazuela. Difundir de manera uniforme.
4. Combine todos los Ingredientes: topping en otro tazón Vierta sobre la mezcla de la cazuela.
5. Coloque dentro del horno y hornee por 35 minutos.
6. Retirar del fuego. Servir.

## Ensalada De Verduras Y Hongos Moo Shu

**Ingredientes:**

- 1 taza de cebollas verdes, cortadas diagonalmente
- 3 cucharadas de vinagre de arroz
- 2 cucharadas. salsa de soja, baja en sodio
- 1 cucharadita de aceite vegetal
- 2 tazas de agua hirviendo
- 1 cucharadita de aceite de sésamo oscuro
- 4 tazas de repollo verde, en rodajas finas
- 1 taza de pimiento rojo, en rodajas finas
- 1 cucharada. jengibre picado
- 2 dientes de ajo, picados

- 1 ½ taza de hongos de madera seca
- 3 huevos, ligeramente batidos
- 2 cucharadas de salsa hoisin

**Direcciones:**
1. Vertir el agua hirviendo en un tazon. Añadir los hongos. Ponga a un lado, cubierto durante 30 minutos o hasta que los hongos estén blandos.
2. Cortar los hongos en tiras.
3. Mientras tanto, calentar la sartén a fuego medio. Una vez caliente, vierta los aceites vegetales y de sésamo. Agregue los huevos y cocine por 2 minutos. Transfiera los huevos cocidos a un plato. Dejar de lado.
4. Saltear el ajo y el jengibre. Cocinar durante 1 minuto. Añadir los hongos, el repollo y el pimiento. Cocinar durante 2 minutos.

5. Agregue la cebolla, el vinagre de arroz y la salsa hoisin. Cocinar durante 1 minuto. Añadir los huevos cocidos. Servir.

## Ensalada De Col De Brócoli Y Calabacín

**Ingredientes:**

- 1/4 taza de almendras picadas
- 3/4 de mantequilla de palo
- Cebollas verdes, picadas, para adornar.
- Para vestirse
- 3/4 taza de aceite de oliva
- 2 tazas de col brócoli
- 2 tazas de calabacín, procesadas en tiras de fideos, cocidas
- 1/4 taza de semillas de girasol

**Direcciones:**

1. Fundir la mezcla a fuego medio-bajo en una sartén grande.
2. Salteado de almendras y fideos de calabacín. S tirar de vez en cuando mientras se cocina.
3. Transfiera los fideos a un bol. Agregue brocculi y mezcle bien para combinar.
4. Preparar el aderezo combinando los Ingredientes: del aderezo.
5. Rociar la mezcla de brócoli con el aderezo. Mezcle hasta que esté completamente cubierto.
6. Poner encima las cebollas verdes. Servir.

## Patatas Fritas De Calabacín

**Ingredientes:**

- 2 claras de huevo, batidas
- ½ cucharadita de pimienta negra molida
- 1 cucharadita de aceite de oliva
- 1 calabacín, en rodajas finas
- ¾ taza de linaza molida
- 2 cucharadas de queso parmesano

**Direcciones:**

1. Precaliente el horno a 250 ° F y levante ligeramente una bandeja para hornear con aceite de oliva.
2. Combine la linaza, la pimienta y el queso parmesano en un tazón y mezcle.

3. Sumergir cada rodaja de calabacín en las claras de huevo y luego escurrirlas en la mezcla de semillas de lino. Coloque las verduras recubiertas en la bandeja para hornear .
4. Hornee las rodajas de calabacín durante 5 minutos, déle la vuelta y hornee durante otros 5 a 7 minutos. Servir inmediatamente.
5. Esta receta rinde 4 porciones.

## Latte Allo Zenzero E Curcuma

**Ingredientes:**

- 1/2 cucchiaino di cannella
- Un pizzico di pepe di cayenna
- 1 cucchiaino di sciroppo d'agave
- 1 cucchiaino di zenzero
- 1 tazza di latte di cocco
- 1 cucchiaino di curcuma

**Direcciones:**
1. Scaldare il latte di cocco
2. Aggiungere tutti gli ingredienti nel latte mentre continua ad andare a fuoco basso
3. Lasciar riposare due minuti
4. Servire nella tazza con una spolverata di cannella

### Delizia Ai Frutti Di Bosco

**Ingredientes:**

- ½ lime spremuto
- Crema di anacardi
- 4 ciliegie
- 1 tazza di succo di mirtillo rosso e lampone
- 1 tazza di acqua di sorgente

**Direcciones:**
1. Unire i primi 3 ingredienti.
2. Aggiungere ghiaccio se si desidera.
3. Ricoprire ogni bicchiere con crema di anacardi e ciliegie.

## Sopa De Calabaza

**Ingredientes:**

- 1 cucharada de mantequilla sin sal
- 1 cucharada de aceite de oliva
- ½ taza de crema espesa
- Pizca de sal
- Pizca de pimienta negra molida, al gusto.
- Nuez moscada molida al gusto
- ½ taza de cebolla, cortada en cubitos
- ¾ taza de zanahorias, cortadas en cubitos
- 4 tazas de calabaza, en cubos
- 3 tazas de caldo de verduras

**Direcciones:**

1. Calentar el aceite y la mantequilla en una olla grande a fuego medio.
2. Agregue la cebolla en la mezcla de aceite y mantequilla y cocine hasta que esté tierna.
3. Combine las zanahorias y la calabaza en la olla. Revuelva en el caldo. Sazone con pimienta, sal y nuez moscada.
4. Hervir la mezcla y luego reducir el calor. Cocine a fuego lento hasta que las verduras estén blandas.
5. Deje que la mezcla se enfríe un poco y luego viértala en un procesador de alimentos. Procesar hasta que la sopa esté suave.
6. Regrésalo a la olla. Agregue la crema espesa y el calor, pero no deje que hierva.
7. Espolvoree cada porción con un chorrito de nuez moscada antes de servir.

## Espárragos A La Parrilla

**Ingredientes:**

- 1 libra de espárragos frescos, con las puntas recortadas
- 1 cucharada de aceite de oliva
- Sal y pimienta

**Direcciones:**

1. Precaliente la parrilla a fuego alto.
2. Cubrir las espárragos ligeramente con aceite de oliva. Puede usar sus manos para enrollarlas. Añadir sal y pimienta al gusto.
3. A la parrilla a fuego alto durante 3 minutos o según su preferencia.

## Rollitos De Calabaza Al Horno

**Ingredientes:**

- ½ taza de azúcar blanco
- 1 taza de leche escaldada
- 2 cucharaditas de sal
- 6 tazas de harina para todo uso
- 1 ½ tazas de calabaza de invierno, en cubos
- ½ taza de agua tibia
- ½ taza de manteca
- ¼ oz paquete de levadura seca activa

**Direcciones:**

1. Ponga el horno a 400 grados. Coloque los cubos de calabaza en una olla pequeña y luego agregue agua. Hervir la mezcla hasta

que esté tierna durante 15 minutos. Deje que se enfríe y luego aplaste.
2. Añadir la levadura en un tazón pequeño y disolverla con agua tibia. Mezcle 5 tazas de harina, sal y azúcar en un tazón grande. Añadir la mezcla de calabaza, leche, manteca y levadura a la mezcla. Añadir la harina restante gradualmente. Asegúrate de batir la mezcla después de cada adición.
3. Recoja la masa y colóquela sobre una superficie enharinada. Amasar hasta que quede suave. Unte el aceite en un tazón grande y coloque la masa. Cubra con un paño húmedo y deje reposar durante una hora para que se levante.
4. Divide la masa en 12 piezas. Forma cada pieza en una ronda. Cubra un molde para hornear de 13x9 pulgadas con aceite o aceite en aerosol para cocinar, luego coloque la ronda en la parte superior.

5. Cubrir con un paño húmedo y dejar reposar durante 30 minutos.
6. Hornee la mezcla durante 15 minutos a 400 grados hasta que la parte superior esté dorada.

## Deliziosa Insalata Di Cavolo Rosso

**Ingredientes:**

- 5 cucchiai di aceto di vino bianco

- 2 cucchiai di succo di limone

- 2 cucchiai di olio di noce

- 50 g di noci

- 2 arance

- 1.300 g di cavolo rosso

- 1 cucchiaino di sale iodato

- Un po' di pepe

- 1 cucchiaio di sciroppo d'agave

- 1 cucchiaino di cannella in polvere

**Direcciones:**

1. Liberare prima il cavolo rosso dalle foglie esterne e poi lavarlo. Poi tagliare il cavolo in quarti, tagliare via il gambo e tagliare tutto a strisce.
2. Ora mettere le strisce in una ciotola e mescolare con 1 cucchiaino di sale. Lasciare il tutto in infusione per 5 minuti. Poi versare il resto del liquido.
3. Ora aggiungere il pepe, lo sciroppo d'agave, la cannella, l'aceto, il succo di limone e l'olio di noci e mescolare il tutto.
4. Tritare le noci grossolanamente e arrostirle in una padella senza grasso. Poi lasciarle raffreddare.
5. Sbucciare le arance con un coltello e togliere la parte bianca.
6. Tritare la polpa dell'arancia e mescolarla al cavolo insieme alle noci. La deliziosa insalata di cavolo rosso è pronta.

## Insalata Leggera Di Cetrioli

**Ingredientes:**

- 3 cucchiai di condimento vegano alle erbe
- 5 cucchiai di olio
- Un po' di miele
- Pepe appena macinato a piacere
- Un po' d'acqua secondo necessità
- 1 cetriolo
- Un po' di sale
- ½ mazzo di aneto fresco
- ½ mazzo di prezzemolo fresco

**Direcciones:**
1. Per prima cosa sbucciare il cetriolo e tagliarlo a fette sottili.

2. Poi cospargere le fette con il sale. Lasciarle marinare in frigorifero per almeno 30 minuti.
3. Nel frattempo separare le foglie di aneto e prezzemolo dal gambo i e tritarli finemente.
4. In una ciotola piccola, mescolare l'aceto e l'olio e versare sul cetriolo. Poi condire l'insalata di cetrioli con un po' di miele e pepe. Aggiungere un po' d'acqua se necessario.
5. Ora aggiungere le erbe e mescolare bene il tutto. Lasciare riposare l'insalata per un po' prima di servire.

## Mango Salsa

**Ingredientes:**

- 1 taza de tomates cherry cortados por la mitad
- 1 chile jalapeño sin semillas y picado
- 1 cucharada de cilantro fresco picado
- Sal marina al gusto
- 1 aguacate, pelado, sin semilla y cortado en cubos
- 2 cucharadas de jugo de lima fresco
- 1 mango, pelado, sin semilla y cortado en cubos

**Direcciones:**
1. En un tazón grande, agrega el aguacate y el jugo de lima y mezcla bien.

2. Agrega los Ingredientes: restantes y revuelve para combinar.
3. Sirve inmediatamente.

## Gazpacho De Aguacate

**Ingredientes:**

- 2 cucharadas de jugo de limón fresco
- 1 cucharadita de comino molido
- ¼ cucharadita de pimienta de cayena
- Sal marina al gusto
- 3 aguacates grandes, pelados, sin semillas y picados
- 1/3 taza de hojas frescas de cilantro
- 3 tazas de caldo de verduras casero

**Direcciones:**
1. Agrega todos los Ingredientes: en una licuadora de alta velocidad y licúa hasta que esté suave.
2. Transfiere la sopa a un tazón grande.

3. Cubre el tazón y refrigera durante al menos 2-3 horas antes de servir.

## Brócoli Asado

**Ingredientes:**

- 2 cucharadas de aceite de oliva
- Pizca de sal
- Pizca de pimienta
- 1 1/4 lbs. brócoli, picar en fletes pequeños
- 3 cdas de agua

**Direcciones:**

1. Calentar el aceite de oliva en una sartén.
2. Difundir y disponer los tallos de brócoli en una capa uniforme.
3. Deje que el brócoli se cocine sin revolver durante 2 minutos.
4. Añadir los floretes y luego tirar para combinar. Dejar cocer de nuevo durante 2 minutos sin revolver.

5. Vierta sobre el agua y la mezcla de especias. Cocinar, tapado por 2 minutos más.
6. Retire la tapa y continúe cocinando hasta obtener la textura deseada.

## Brocoli A La Caserola

**Ingredientes:**

- 1 1/4 taza de queso cheddar picado, rallado
- 1/2 taza de yogur, natural
- 1/2 taza de mayonesa
- 1/3 taza de aderezo de queso azul
- 6 tazas de brócoli, flores y tallos, escaldados en sal y mezcla de agua
- 2 huevos
- 12 onzas de hongos, rebanados, salteados en mantequilla.
- Pizca de sal
- Pizca de pimienta negra

**Direcciones:**

1. Precaliente el horno a 350 grados F.
2. Mezcle yogur, mayonesa, quesos, huevos, paquete de sabor ramen y aderezo.
3. Sazone con sal y pimienta negra recién molida. Mezclar bien.
4. Combine los champiñones, el brócoli y los fideos en otro tazón.
5. Vierta la mezcla húmeda en el tazón de la mezcla de verduras.
6. Mezcle bien para cubrir todos los ingredientes de manera uniforme.
7. Extienda sobre un plato de horno engrasado de 8x8 pulgadas.
8. Cubra y hornee por 45 minutos. Retire la tapa y continúe cocinando por otros 15 minutos.
9. Dejar enfriar durante 15 minutos antes de servir.

## Calabaza A La Plancha

**Ingredientes:**

- ½ taza de aceite de oliva
- Pizca de sal
- Pizca de pimienta, al gusto.
- 4 calabazas amarillas medianas
- 2 dientes de ajo machacados

**Direcciones:**
1. Ponga la parrilla a fuego medio.
2. Cortar la calabaza en rodajas gruesas de ½ pulgada. Asegúrese de tener tiras largas para que no se caigan a través de la parrilla.
3. Calentar el aceite de oliva en una sartén. Añadir los dientes de ajo. Cocine hasta que esté tierna y fragante. Cepille la calabaza con aceite de ajo. Sazónelo con sal y pimienta.

4. A la parrilla la calabaza durante 10 minutos por lado hasta que esté lo suficientemente tierna. Cepille con más aceite de ajo y gírelo de vez en cuando para evitar que se cocine en exceso.

## Deliziosa Zuppa Di Cavoletti Di Bruxelles Con Datteri E Anacardi

**Ingredientes:**

- 1 manciata di erbe fresche
- Pizzico di sale himalayano
- Un po' di pepe
- Bacche di pepe rosa
- 110 g di anacardi
- 300 g di cavoletti di Bruxelles
- 500 ml di brodo vegetale
- 5 datteri
- 1 limone biologico

**Direcciones:**

1. Per prima cosa mettere a bagno 100 g di anacardi in circa 200 ml di acqua. Dopo circa 4 ore, mettere le noci in un frullatore. Ridurle in purea fino ad ottenere una crema fine.
2. Nel frattempo, pulire e lavare i cavoletti di Bruxelles. Poi metterli in una pentola con il brodo e fare sobbollire per circa 20 minuti. Poi scolare il cavolo e mettere alcune cimette a lato.
3. Ora inserire il resto del cavolo e la crema di anacardi in un frullatore. Poi aggiungere 200 ml di acqua e i datteri e frullare tutto finemente.
4. Se necessario si può anche aggiungere un po' più di acqua.
5. Ora spremere il limone. Poi lavare e tritare finemente le erbe.

6. Condire la zuppa con succo di limone, sale e pepe. Ora aggiungere il cavolo rimanente alla zuppa.
7. Disporre la zuppa in ciotole con gli anacardi, le bacche di pepe e le erbe fresche.

www.ingramcontent.com/pod-product-compliance
Lightning Source LLC
Chambersburg PA
CBHW050237120526
44590CB00016B/2129